BEI GRIN MACHT SICH IHR WISSEN BEZAHLT

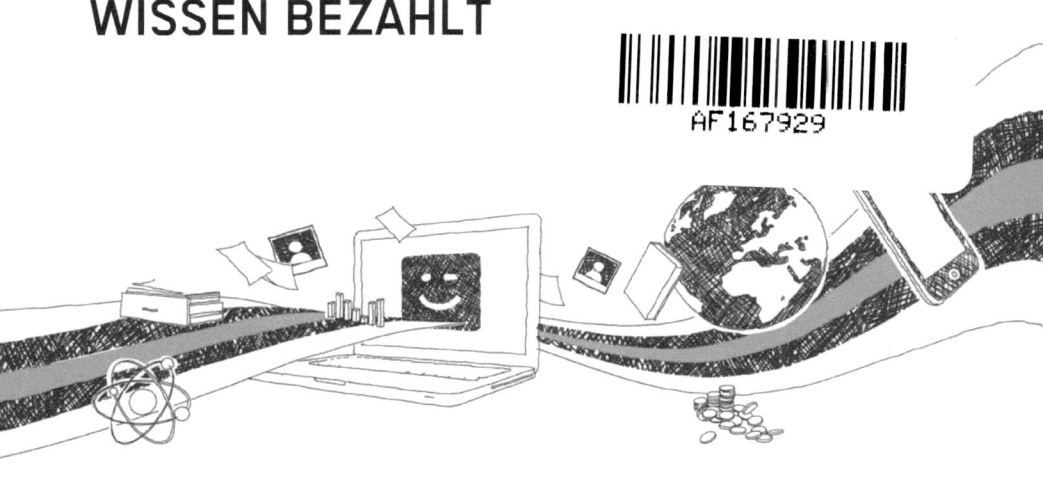

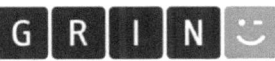

Bibliografische Information der Deutschen Nationalbibliothek:

Die Deutsche Bibliothek verzeichnet diese Publikation in der Deutschen National-
bibliografie; detaillierte bibliografische Daten sind im Internet über http://dnb.d-
nb.de/ abrufbar.

Impressum:

Copyright © 2018 GRIN Verlag
Druck und Bindung: Books on Demand GmbH, Norderstedt Germany
ISBN: 9783346128522

Dieses Buch bei GRIN:

https://www.grin.com/document/535411

Helene Schreiber

Medikamentöse Thromboseprophylaxe nach primärer Section Caesarea in der Geburtshilfe

GRIN Verlag

GRIN - Your knowledge has value

Der GRIN Verlag publiziert seit 1998 wissenschaftliche Arbeiten von Studenten, Hochschullehrern und anderen Akademikern als eBook und gedrucktes Buch. Die Verlagswebsite www.grin.com ist die ideale Plattform zur Veröffentlichung von Hausarbeiten, Abschlussarbeiten, wissenschaftlichen Aufsätzen, Dissertationen und Fachbüchern.

Besuchen Sie uns im Internet:

http://www.grin.com/

http://www.facebook.com/grincom

http://www.twitter.com/grin_com

RUPRECHTS-KARLS-UNIVERSITÄT HEIDELBERG

MEDIZINISCHE FAKULTÄT HEIDELBERG

in Kooperation mit der Akademie für Gesundheitsberufe gGmbH

und dem Ausbildungszentrum des Universitätsklinikums Mannheim GmbH

Modul 16: „Evidenzbasiertes Praktikum"

Im Studiengang „Interprofessionelle Gesundheitsversorgung"

Medikamentöse Thromboseprophylaxe nach primärer Sectio Caesarea in der Geburtshilfe

Helene Schreiber

26.03.18 in Heidelberg

Abstract

Einleitung: Venöse, thromboembolische Ereignisse (VTE) gehören zu den häufigsten schwangerschafts-assoziierten Todesursachen der westlichen Industrieländer. Generell ist das individuelle Risiko thromboembolischer Prozesse der Frauen in der Schwangerschafts und Wochenbettperiode erhöht und variiert nach Risikofaktoren. Die von der Arbeitsgemeinschaft der Medizinischen Fachgesellschaft 2015 aufgestellte S3-Leitlinie zur Thromboembolie-Prophylaxe empfiehlt bei operativen Eingriffen in der Schwangerschafts- und postnatalen Periode die Thromboseprophylaxe. Bei Nichtvorhandensein weiterer Risikofaktoren muss keine medikamentöse Prophylaxe erfolgen. Ein Fallbeispiel wird im thematischen Zusammenhang aufgeführt.

Methoden: Zur Erschließung des thematischen Komplexes wurde eine Literaturrecherche über die medizinischen Datenbanken PubMed und Cochrane Library durchgeführt. Systematischen Reviews und empirischen Arbeiten wurde der höchste Stellenwert eingeräumt. Eingeschlossen wurden Studien, die in der postnatalen Periode die medikamentöse Therapieform mit der nicht intervenierenden Gabe mit niedermolekularen Heparinen verglichen.

Ergebnisse: Es wurden insgesamt drei wissenschaftliche Arbeiten identifiziert, die den Effekt niedermolekularer Heparine auf primäre und/ oder sekundäre Outcomes untersuchte. Keine der Studien weist eine Signifikanz von tiefen, symptomatischen Beinvenenthrombosen in der postnatalen Periode bei Frauen mit geringem Thromboserisiko nach Entbindung durch primäre Sectio Caesarea, unter intervenierender und nicht intervenierender Thromboseprophylaxe mit niedermolekularer Heparinisierung auf.

Schlussfolgerung und Ausblick: Insgesamt zeigen die Ergebnisse, dass die Gabe von niedermolekularen Heparinen in der postnatalen Periode bei Frauen ohne weitere RF, empirisch ungenügend belegt ist. Diese Handlung basiert hauptsächlich auf Expertenmeinungen und nimmt somit den niedrigsten, empirischen Grad der Evidenz ein. Es benötigt weiterer klinischer Studien, um der Gesundheitsversorgung eine Entscheidungsfindung auf Basis neuester wissenschaftlicher Erkenntnisse zu ermöglichen.

Inhalt

Abkürzungsverzeichnis

BMI	Body Maß Index
mg	Milligramm
ml	Milliliter
z.B.	Zum Beispiel
TVT	Tiefe Beinvenenthrombose
RF	Risikofaktor
ATS	Anti-Thrombose-Strümpfe
AWMF	Arbeitsgemeinschaft der Wissenschaftlichen Medizinischen Fachgesellschaft
RKI	Robert-Koch-Institut
Abb	Abbildung

Abbildungsverzeichnis

EINLEITUNG

Die vorliegende Arbeit entstand in Anlehnung eines Praktikums auf der geburtshilflichen Station der Universitäts-Frauenklinik in Heidelberg. In dieser Arbeit werden die Begriffe *Kaiserschnittentbindung* und *Sectio Caesarea* identisch verwendet. In der Maßnahmenbeschreibung nach einer Kaiserschnittentbindung gehen beschriebene Prozesse vor allem auf die Frauen ein. Der Bindungsprozess zwischen Mütter und ihren Neugeborenen stehen ebenso im Vordergrund und nehmen eine große Relevanz ein, werden jedoch in dieser Arbeit ausgeklammert.

Ein interprofessionelles Team aus Ärzten, Hebammen, Kinder- und Erwachsenenkrankenpflegern versorgen Frauen und Neugeborene in der prä- und postnatalen Phase. Die Geburtshilfe bezeichnet innerhalb der Frauenheilkunde eine Fachrichtung, die sich der Überwachung von Schwangeren, sowie der prä- und postnatalen Versorgung widmet. Generell haben Schwangere und Wöchnerinnen ein erhöhtes Thromboserisiko [1]. Es gilt also innerhalb der medizinischen Behandlung, venösen thrombo-embolische Ereignissen präventiv entgegenzuwirken, welche zu den häufigsten schwangerschafts-assoziierten Todesursachen der westlichen Industrieländer gehören [2]. Venöse, thromboembolische Ereignisse (VTE) gehören zu den häufigsten schwangerschaftsassoziierten Todesursachen der westlichen Industrieländer und nehmen in dieser Thematik eine hohe Relevanz ein [1].

Venöse, Thrombo-embolische (VTE) Ereignisse

Ein venöser Thrombus entsteht intravasal im Falle einer Blutgerinnung. Sie wird durch Veränderungen der Gefäßwand, der Strömungsgeschwindigkeit oder bei Veränderung der Zusammensetzung des Blutes beeinflusst. Diese ursächlichen Faktoren werden als Virchow-Trias beschrieben [2]. Eine Thrombose kann einen Gefäßverschluss zur Folge haben. Löst sich der Thrombus und verschließt Gefäße an anderer Stelle, zum Beispiel (z.B.) in der Lunge spricht man von einer Embolie. Diese ist mit einer möglichen Morbidität und Mortalität assoziiert. Eine tiefe Beinvenenthrombose äußert sich durch Schmerz und Schwellung der betroffenen Extremität. Eine Lungenembolie kann mit Dyspnoe, Tachypnoe, Schmerzen im thorakalen Bereich, Hämoptysis und/ oder Zyanose einhergehen [2].

Epidemiologie und Risikofaktoren (RF)

Eine exakte Aussage zur Inzidenzrate der tiefen Beinvenenthrombosen (TVT) in Deutschland kann nicht getroffen werden [3]. Das Statistische Bundesamt und das

Robert-Koch-Institut (RKI) publizierten 2005 über die Behandlung folgender Erkrankungen (Thrombose, Phlebitis, Thrombophlebitis) an vollstationär, behandelten Patienten. Da mittlerweile viele Patienten mit bekannter TVT ambulant behandelt werden, fehlen exakte Inzidenz-/ Prävalenzdaten [3].

Das Thromboserisiko wird durch verschiedene Faktoren beeinflusst. Diese werden durch Endothelschäden, Hyperkoagulabilität und Hämodynamik beeinflusst [4]. Risikofaktoren (RF) sind in die dispositionellen oder expositionellen Ebenen einzuordnen. Die dispotitionellen RF beinhalten neben Schwangerschaft und Postpartalperiode, Thrombophilien, frühere Beinvenenthrombosen oder Lungenembolien, maligne Erkrankungen, höheres Alter, kardiovaskuläre Erkrankungen, genetische Dispositionen, Übergewicht und akute Infektionen [5]. Expositionelle RF beinhalten die Immobilität und das Operations- und Verletzungsrisiko. Die expositionellen und dispositionellen RF definieren zusammen die individuelle Thrombosegefahr eines Patienten [6].

In der Schwangerschaft liegt ein leicht erhöhtes Basisrisiko (0,2%) für thromboembolische Prozesse im Vergleich zur gleichaltrigen Allgemeinbevölkerung vor [7]. Die Inzidenz ist hier um ein fünfaches erhöht [8]. Der Grund dafür ist der veränderte hormonelle Status sowie durch die Kompression des Uterus in der späten Schwangerschaft auf die Beckengefäße. Hierdurch ist das individuelle Risiko thromboembolischer Prozesse der Frauen in der Schwangerschaft und Wochenbettperiode erhöht. Die von der Arbeitsgemeinschaft der Medizinischen Fachgesellschaft 2015 aufgestellte S3-Leitlinie zur Thromboembolie-Prophylaxe empfiehlt bei operativen Eingriffen in der Schwangerschafts- und postnatalen Periode die Thromboseprophylaxe [7]. Diese soll im Allgemeinen bei jedem Patienten nach Art und Umfang des operativen Eingriffs unter Berücksichtigung der dispositionellen Faktoren durchgeführt werden.

Evidenzbasierte Medizin (EbM)

Unter evidenzbasierte Medizin versteht man den Gebrauch der gegenwärtig aktuellsten, besten, wissenschaftlichen Evidenz für Entscheidungen der medizinischen Versorgung [9]. Sie klassifiziert Studien nach Evidenzklassen, dessen Einteilung Empfehlungsgrade für bestimmte Therapieoptionen bestimmt. Demnach belegen Expertenmeinungen oder Klinischen Erfahrungen den niedrigsten Evidenzgrad (IV). Gut durchgeführten, nicht randomisierten Studien wird der Evidenzgrad IIa, IIb oder III zugeführt. Den höchsten Evidenzgrad belegen Meta-Analysen oder randomisierte Studien (Ia, Ib) [3].

Abbildung 1 Evidenzbasierte Praxis (EbP)

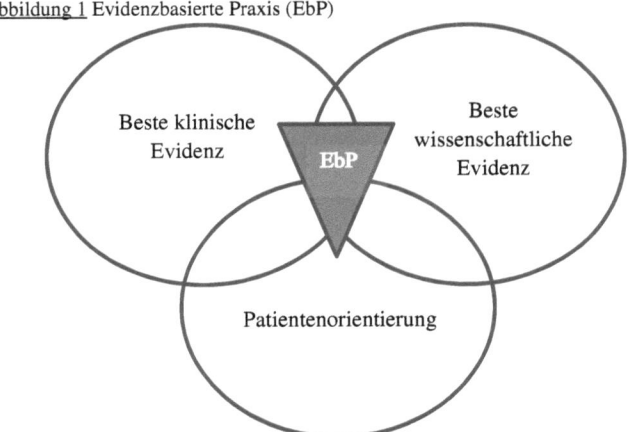

Die beste evidenzbasierte Praxis ergibt sich aus drei Grundpfeilern (siehe Abb. 1). Innerhalb der klinischen oder internen Evidenz stellt sich die Frage in welchem Maß ärztliche Erfahrungen oder Kompetenzen miteinzubeziehen sind. Bezüglich der wissenschaftlichen oder externen Evidenz muss die gefundene Evidenz auf die konkrete Fragestellung zutreffen. Es stellt sich hier die Frage, welche Studien einzubeziehen sind. Innerhalb der Patientenorientierung werden Präferenzen der Patienten berücksichtigt. Das Zusammenwirken und die Berücksichtigung aller drei Felder ergibt die für den Patienten beste evidenzbasierte Praxis. Die Herausforderung besteht in der Gewichtung der drei Felder für die beste Therapieform des einzelnen Patienten.

Umfang der VTE-Prophylaxe

Um das Thromboembolierisiko zu senken, wurden Maßnahmen auf Grundlage klinischer Studien aufgestellt. Als Basismaßnahmen zur Thromboseprophylaxe werden Maßnahmen, wie Kompressionsstrümpfe, Bewegungsübungen sowie Anleitung zu Eigenübungen beschrieben. Weitere physikalische Maßnahmen, wie medizinische Anti-Thrombose-Strümpfe (ATS) ergänzen die Therapie. Diese sollten bei jedem Patienten routinemäßig Anwendung finden. Medikamentöse Maßnahmen, wie die Gabe von Antikoagulantien (z.B. Heparine) ergänzen das Therapieverfahren [6].

Randomisierte Studien aus der Unfall- und Allgemeinchirurgie konnten eine Thrombosereduktion von mehr als 10% durch die Gabe von Heparine nachweisen [10, 11].

Versorgungsprozess für Thromboseprophylaxe auf der geburtshilflichen Station

Das Risikoprofil einer Frau kann sich in der gesamten Schwangerschafts- und Wochenbettperiode ändern und muss deshalb regelmäßig neu evaluiert werden [12]. Das AWMF gibt an, dass bei Frauen ohne zusätzlichen Risikofaktoren, die Gabe von Antikoagulantien nach vaginaler Geburt oder Kaiserschnittentbindungen nicht erforderlich ist [7]. Liegen Risikofaktoren vor, sind neben Basis- und physikalischen Maßnahmen, medikamentöse Maßnahmen bis zu sechs Wochen postnatal erforderlich. In der Schwangerschaft und postnatalen Periode werden niedermolekulare Heparine empfohlen, da diese nicht in die Plazenta und Muttermilch infundieren und somit nicht teratogen sind [13]. Generell wird empfohlen, dass Frauen die pränatal eine medikamentöse Thromboseprophylaxe erhielten, diese unabhängig vom Entbindungsmodus postnatal fortführen sollten [7]. Im Falle einer primären Kaiserschnittentbindung wird neben sekundären- und Notfall-Kaiserschnittentbindungen die Antikoagulation bei Frauen ohne weitere Risikofaktoren in den meisten Kliniken routinemäßig durchgeführt [14]. International variieren die Empfehlungen der Thromboseprophylaxe [15]. Dies beinhaltet auch den Anbetracht der jeweiligen Zielgruppe von Frauen.

Auf der geburtshilflichen Station der Universitäts-Frauenklinik Heidelberg wird die Antikoagulation niedermolekularer Heparine bereits in der pränatalen Phase im stationären Aufenthalt, standardisiert durchgeführt. Im Falle einer vaginalen Entbindung wird postnatal keine weitere Antikoagulation bei Frauen ohne weiteren RF durchgeführt. Nach Kaiserschnittentbindungen stehen neben dem Schmerzmanagement, die Frühmobilisation und Antikoagulation im Vordergrund.

Fallbeschreibung

Frau G., 32 Jahre mit einem BMI von 24,6 kommt zur geplanten Sectio mit spinaler Anästhesie. Sie weist in internistischer, schwangerschaftsinduzierter und familiärer Anamnese keine Erkrankungen oder RF auf. Sie hat keine Allergien und gilt insgesamt als Patientin mit niedriger Thrombosegefahr.

Nach durchgeführter Sectio wird Frau G. fünf Stunden postpartum Erstmobilisiert. Eine halbe Stunde vor Mobilisation erfolgt die erste Schmerzmittelgabe mit Ibuhexal 600mg. Frau G. ist insgesamt im wachen, vierfach-orientierten Zustand und kreislaufstabil Die Blutung läuft stark bis regelrecht, die Fundustastung weist keine pathologischen Auffälligkeiten auf und das Pflaster auf der Sectionaht ist nicht durchgeblutet.

Frau G. bekommt im weiteren Verlauf viermal täglich 600mg Ibuprofen. Außerdem wird sie zur ausreichenden Flüssigkeitssubstitution und Mobilisation angehalten. Ebenso wird die standarisierte Gabe von Antikoagulatien nach Sectio erklärt, die durch Clexane20, einmal täglich erfolgen soll. Die erste Gabe erfolgt sechs bis acht Stunden nach der Operation. Die Patientin lehnt die Antikoagulation und die Antikompressionsstrümpfe im Frühwochenbett ab. Sie begründet, dass sie sich viel mobilisiert, viel trinkt und sie keinen Nutzen in einer medikamentösen Therapie sieht.

Auf der geburtshilflichen Station der Universitäts-Frauenklinik in Heidelberg fehlt die klinische, evidenzbasierte Leitlinie zur Thromboseprophylaxe nach Sectio. Es stellt sich die Frage, inwieweit die standardisierte Therapieform der Antikoagulation nach primärer Sectio, evidenzbasiert ist.

Forschungsfrage
Es soll die Frage geklärt werden, wie sich die Prävalenz von tiefen, symptomatischen Beinvenenthrombosen in der Wochenbettperiode bei Frauen mit geringem Thromboserisiko nach Entbindung durch primäre Sectio Caesarea, unter intervenierender und nicht intervenierender Thromboseprophylaxe mit niedermolekularer Heparinisierung unterscheidet?

METHODEN

Literatursuche
Die Literaturrecherche erfolgte über die medizinische Datenbank PubMed (Medline), sowie über Cochrane Library. Empirischen Arbeiten und Reviews wurde der höchste Stellenwert eingeräumt. In die Literaturauswahl gingen Studien ein, die bis zum 28.02.18 auf PubMed und Cochrane Library indiziert waren.

Als Suchstrategie wurden mithilfe Boolscher Operatoren folgende Suchbegriffe auf PubMed eingegeben: "Women AND caesarean section AND elective AND low risk

AND Thrombophilia AND venous thrombophilia AND venous thromboembolism AND prophylaxis".

Die Suche ergab vier Ergebnisse, wovon zwei ausgeklammert wurden da diese Guidelines behandeln.

Cochrane Library zeigte unter folgenden Suchbegriffen: „Women, caesarean section, low risk, Thrombophilia, venous thrombophilia, venous thromboembolism, prophylaxis", einen systematischen Review und eine klinische Studie an. Die klinische Studie, die drei Heparinsorten verglich, war ebenso Ergebnis der PubMed Suche und wurde ausgeschlossen. Der Review wird in die Arbeit miteingeschlossen.

Abbildung 2: Beschreibung des Such- und Auswahlprozesses

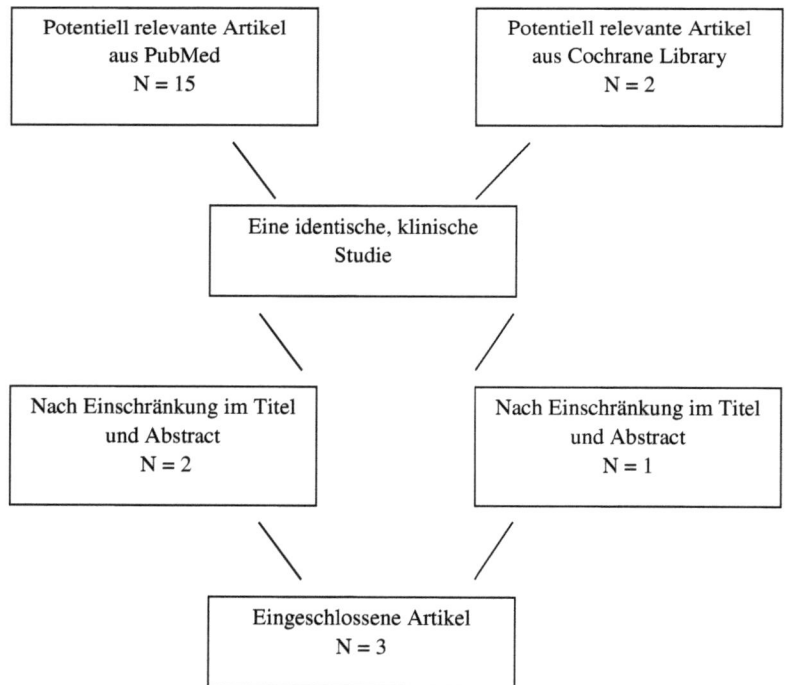

ERGEBNISSE: PubMed

Abbildung 3: Tabellarische Darstellung der Quellen

Artikel	Datum	Autoren	Titel
Pilotstudie	2004	Anne Flem Jacobsen, Anders Drolsum, Nils Einar Klow, Gunn Fallås Dahl, Erik Qvigstad, Per Morten Sandset	Deep vein thrombosis after elective cesarean section
Longitudinale Kohortenstudie	2013	Salvatore Gizzo, Marco Noventa, Omar Anis, Carlo Saccardi, Alessandra Zambon, Stefania Di Gangi, Daniela Tormene, Michele Gangemi, Donato D'Antona, Giovanni Battista Nardelli	Pharmacological anti-thrombotic prophylaxis after elective caesarean delivery in thrombophilia unscreened women: should maternal age have a role in decision making?
Systematischer Review	2014	Emily Bain, Agnes Wilson, Rebecca Tooher, Simon Gates, Lucy-Jane Davis, Philippa Middleton	Prophylaxis for venous thromboembolic disease in pregnancy and the early postnatal period

Eine Pilotstudie

Eine Pilotstudie untersuchte 2004 die Häufigkeit von symptomatischen und asymptomatischen VTEs nach elektiver Sectiones bei 59 Frauen mit keinen weiteren RF

[16]. Ausgeschlossen wurden Frauen mit Schwangerschaftsrisiken, wie Präeklampsie, Diabetes, Immobilität in den letzten sieben Tagen vor Entbindung, akute Sectio, Plazenta Praevia, Geminität, einer bekannten Thrombophilie, einer in der Schwangerschaft prophylaktischen Behandlung mit Antikoagulantien oder einem BMI von über 30kg/ m^2. Perioperativ erhielten die Frauen eine Dextranlösung (500ml) zur Volumensubstitution. Es erfolgte drei bis fünf Tage postoperativ eine tägliche Beinvermessung und eine Untersuchung auf lokale Schmerzpunkte. Die Frauen wurden auf Thrombophilie anhand Blutmarker untersucht. Ein Radiologe führte eine Triplex-Doppler Sonographie durch. Um symptomatische VTEs zu erfassen, wurden die Frauen sechs Wochen nach Entbindung telefonisch interviewt. Hierbei wurde keine medikamentöse Thromboprophylaxe durchgeführt. Bei keiner der Frauen wurden asymptomatische oder symptomatische VTEs während des Krankenhausaufenthalts und sechs Wochen postpartal festgestellt. Die Koagulationsmarker wiesen prä-, peri- und postpartal keine Signifikanz auf.

Die Studie schloss, dass eine medikamentöse Thromboseprophylaxe bei Frauen mit keinen weiteren Risikofaktoren nicht empirisch notwendig ist.

Eine longitudinale Kohortenstudie

Eine 2013 veröffentlichte Studie führte eine longitudinale Kohortenstudie durch und beobachtete Frauen über 35 Jahre, ohne bekannte Thrombophilie hinsichtlich der Rolle des maternalen Alters zum Thromboserisiko [17]. Hierbei untersuchte man die Entscheidungsfindung, ob der prophylaktische Gebrauch niedermolekularer Heparine in der postnatalen Periode, nach primärer Sectio, notwendig war oder nicht. Innerhalb der sechs Wochen postnatal, wurden zwei Gruppen beobachtet, die bis auf die Frage der Parität, homogen waren. In Gruppe A (n=349) fand eine Anwendung von Heparin bis zu sieben Tage postnatal statt. Gruppe B (n=180) wurde nicht antikoaguliert. In beiden Gruppen wurde kein thrombo-embolisches Ereignis verzeichnet. Somit empfiehlt die Studie eine medikamentöse Thromboseprophylaxe nach primärer Sectiones im Falle weiterer RF für ein Thromboserisiko.

ERGEBNISSE: Cochrane Library

Ein systematischer Review

Ein systematisches Review, 2014 veröffentlicht, schloss Studien mit ein, die Prophylaxen für venöse, thromboembolische Ereignisse in der Schwangerschaft und der frühen Wochenbettperiode untersuchten [15]. Es wurde unter primären und sekundären Outcomes unterschieden. Primäre Outcomes äußern sich in maternaler Mortalität und symptomatischen thromboembolischen Ereignissen. Sekundäre Outcomes der postnatalen Periode äußern sich in asymptomatischen thromboembolischen Ereignissen, der Notwendigkeit von Bluttransfusionen, Blutungen, Wundkomplikationen und weiteren Faktoren, die eine weitere Behandlung ausschließen lässt. Hierbei wurden Versuche mit eingeschlossen, die eine Methode der Thromboseprophylaxe mit Placebo oder keiner Therapie verglichen. Vier Studien mit insgesamt 840 Frauen untersuchten die postnatalen Effekte der niedermolekularen Heparin- oder Placebogabe. Es konnten sowohl in primären, als auch sekundären Outcomes keine signifikanten Differenzen zwischen den Kontroll- und Interventionsgruppen festgestellt werden [15].

DISKUSSION

Trotz des erhöhten Risikos einer VTE durch Kaiserschnittentbindung sind keine empirischen Daten vorhanden, die zeigen dass die Rate an symptomatischen und asymptomatischen VTEs durch die prophylaktische Gabe niedermolekularer Heparine signifikant gesenkt wird [6, 13]. Die S3-Leitlinie der AWMF empfiehlt hier lediglich Basis- mit physikalischen Maßnahmen. Viele Kliniken führen trotzdem eine generelle Thromboseprophylaxe nach primärer Sectio durch. Diese Handlung basiert auf der geburtshilflichen Station somit hauptsächlich auf Expertenmeinungen und nimmt den niedrigsten, empirischen Grad der Evidenz ein. Die aus dem Praktikum gewonnenen Eindrücke, dass die Antikoagulation jener Gruppe vielmehr aus der Absicht heraus erfolgt in keinem Fall eine VTE zu riskieren scheint nachvollziehbar. Hier überwiegt ganz klar die interne, oder klinische Evidenz. Es stellt sich die Frage, ob die Gewichtung der evidenzbasierten Praxis sinnvoll und korrekt ist. Im Hinblick darauf, dass niedermolekulare Heparine nicht in die Muttermilch infundieren [6] und dem Neugeborenen somit keinen Schaden zufügen, scheint die Handlung sinnvoll. Läge hier die Gewichtung auf der externen, wissenschaftlichen Evidenz, wäre diese Therapieform der Antikoagulation vermutlich nicht in der Form standardisiert. Ebenso stellt sich die

13

Frage nach der Patientenorientierung. Inwiefern werden hier die Präferenzen der Patienten berücksichtigt?

Die Hypothese der Pilotstudie, dass eine Inzidenzrate von asymptomatischen und/ oder symptomatischen VTEs, bei Vermeidung postoperativer Antikoagulation bei elektiver Sectiones innerhalb der Gruppe mit niedrigem Thromboserisiko bewiesen werden kann, wurde widerlegt [16]. Dies schließt darauf, dass die Inzidenzrate innerhalb dieser Gruppe möglicherweise niedriger als erwartet ist. Insgesamt gibt es wenige klinische Studien zum VTE-Risiko nach elektiver Sectio. Auf die Feststellung epidemiologischer Studien, dass operative Entbindungen eine zwei- bis viermal höhere Wahrscheinlichkeit an VTEs aufweisen im Vergleich zu vaginalen Entbindungen, kann die Vermutung bezüglich der Gruppe mit erhöhtem Thromboserisiko angestellt werden [16]. Die Volumensubstitution mit Dextran perioperativ sowie die Frühmobilisation erwiesen sich als Thromboseprophylaxe jener Studie und können die Outcomes verzerren. Die medikamentöse Thromboseprophylaxe der Gruppe mit niedrigem Thromboserisiko nach elektiver Sectio erwies sich nicht als signifikant notwendig. Es benötigt weitere Studien, um dies als empirisch evident darzulegen. Der Kosten-Nutzen-Faktor der Antikoagulantien kann in Frage gestellt werden. Allerdings können die Ergebnisse der Pilotstudie nicht generalisiert werden, aufgrund des Studiendesigns.

Die longitudinale Kohortenstudie stellt pneumatische Kompression als effektiver fest, als medikamentöse Prophylaxe [17]. Diese Methode wird jedoch nicht auf der geburtshilflichen Station der Frauenklinik durchgeführt.

Das systematische Review der Thromboseprophylaxen stellte keine signifikanten Ergebnisse fest, dass die Vermeidung von Heparin zur postnatalen Prophylaxe, zu VTEs führt [15]. Generell können keine Aussagen einzelner Effekte der Thrombosemaßnahmen getroffen werden. Nicht alle einbezogenen Studien nannten sekundäre Outcomes. Insgesamt zeigt die Studie, dass eine medikamentöse Prophylaxe bei Frauen ohne weiteren RF, nicht empirisch belegt ist.

Die Entscheidung zur Heparingabe liegt in diesem thematischen Zusammenhang bei den Medizinern. Die Pflege kann dem Thromboserisiko mit physikalischen Maßnahmen und der Frühmobilisation entgegenwirken. Sinnvoll wäre eine Thematisierung und Diskussion jener Fragestellung mit Medizinern im interprofessionellen Kontext mit dem Ziel einer bestmöglichen Therapieform. Eine randomisierte, kontrollierte Studie jener

Gruppe von Frauen mit niedrigem Thromboserisiko mit engmaschig kontrollierten, klinischen, primären Outcomes, wie einer Steigerung der Thrombozytenanzahl im Blut wäre in diesem Zusammenhang durchaus denkbar. Natürlich muss der ethische Aspekt hinsichtlich der Patientengefährdung für die Frauen ebenso bedacht und diskutiert werden.

Literaturverzeichnis

1. Rath W. [Thromboprophylaxis during pregnancy and the puerperium: Highlights from current guidelines]. Z Geburtshilfe Neonatol 2010; 214(6):217–28.

2. Georg Graf von Westphalen. Doccheckflexikon: Virchow-Trias. [abgerufen 15.03.18] Verfügbar unter: URL: http://flexikon.doccheck.com/de/Virchow-Trias.

3. Christian Moerchel KK. Prophylaxe tiefer Bein- und Beckenvenenthrombose. [abgerufen 10.03.18] Verfügbar unter: URL: https://www.aerzteblatt.de/pdf/104/42/a2886.pdf?ts=26%2E08%2E2009+08%3A10%3A44.

4. Frank Antwerpes. Thromboserisiko. DocCheck Flexikon. [abgerufen 10.03.18] Verfügbar unter: URL: http://flexikon.doccheck.com/de/Thromboserisiko.

5. Deutserufsverband für Pflegeberufe. Handlungsempfehlungen zur Thromboseprophylaxe. [abgerufen 08.03.18] Verfügbar unter: URL: http://www.awmf.org/uploads/tx_szleitlinien/003-001l_S3_VTE-Prophylaxe_2015-12.pdf.

6. Deutsche Gesellschaft für Phlebologie. Leitlinie: Stationäre und ambulante Thromboembolie-Prophylaxe in der Chirurgie und der perioperativ. [abgerufen 08.03.18] Verfügbar unter: URL: https://phlebology.de/leitlinien-der-dgp-mainmenu/archiv/81-leitlinie-stationaere-und-ambulante-thromboembolie-prophylaxe-in-der-chirurgie-und-der-perioperativ.

7. Arbeitsgemeinscht der Wissenschaftlichen Medizinischen Fachgesellschaften e.V. S3-Leitlinie: Prophylaxe der venösen Thromboembolie (VTE) 2015. Verfügbar unter: URL: http://www.awmf.org/uploads/tx_szleitlinien/003-001l_S3_VTE-Prophylaxe_2015-12.pdf.

8. Heit JA, Kobbervig CE, James AH, Petterson TM, Bailey KR, Melton LJ. Trends in the Incidence of Venous Thromboembolism during Pregnancy or Postpartum: A 30-Year Population-Based Study. Ann Intern Med 2005; 143(10):697–706. Verfügbar unter: URL: http://annals.org/data/journals/aim/20103/0000605-200511150-00006.pdf.

9. Deutsches Netzwerk Evidenzbasierte Medizin e.V. Definitionen: Evidenz. Verfügbar unter: URL: http://www.ebm-netzwerk.de/was-ist-ebm/grundbegriffe/definitionen/.

10. Collaborative overview of randomised trials of antiplatelet therapy--III: Reduction in venous thrombosis and pulmonary embolism by antiplatelet prophylaxis among surgical and medical patients. Antiplatelet Trialists' Collaboration. BMJ 1994; 308(6923):235–46.

11. Sandercock PA, van den Belt AG, Lindley RI, Slattery J. Antithrombotic therapy in acute ischaemic stroke: An overview of the completed randomised trials. J Neurol Neurosurg Psychiatry 1993; 56(1):17–25.

12. Sultan AA, Tata LJ, West J, Fiaschi L, Fleming KM, Nelson-Piercy C et al. Risk factors for first venous thromboembolism around pregnancy: A population-based cohort study from the United Kingdom. Blood 2013; 121(19):3953–61. Verfügbar unter: URL: http://www.bloodjournal.org/content/121/19/3953.full.pdf.

13. Gris J-C, Lissalde-Lavigne G, Quéré I, Marés P. Monitoring the Effects and Managing the Side Effects of Anticoagulation during Pregnancy. Obstetrics and Gynecology Clinics 2006; 33(3):397–411. Verfügbar unter: URL: http://www.obgyn.theclinics.com/article/S0889854506000489/fulltext.

14. Tina Fischer. Venöse Thromboembolien in Schwangerschaft und Wochenbett: Fragen zum Management in der Praxis gemäss Risikoprofil [Die Aufgabe, Risikofaktoren für

Thromboembolien in der Schwangerschaft und im Wochenbett herauszufinden,]. Schwerpunkt 2012. Verfügbar unter: URL:
https://www.rosenfluh.ch/media/gynaekologie/2012/02/venoese_thromboembolien.pdf.

15. Bain E, Wilson A, Tooher R, Gates S, Davis L- J, Middleton P. Prophylaxis for venous thromboembolic disease in pregnancy and the early postnatal period. [abgerufen 15.03.18]. Verfügbar unter: URL:
http://onlinelibrary.wiley.com/doi/10.1002/14651858.CD001689.pub3/full.

16. Jacobsen AF, Drolsum A, Klow NE, Dahl GF, Qvigstad E, Sandset PM. Deep vein thrombosis after elective cesarean section. Thrombosis Research 2004; 113(5):283–8.

17. Gizzo S, Noventa M, Anis O, Saccardi C, Zambon A, Di Gangi S et al. Pharmacological anti-thrombotic prophylaxis after elective caesarean delivery in thrombophilia unscreened women: Should maternal age have a role in decision making? J Perinat Med 2014; 42(3):339–47. Verfügbar unter: URL: http://www.degruyter.com/downloadpdf/j/jpme.2014.42.issue-3/jpm-2013-0160/jpm-2013-0160.xml.

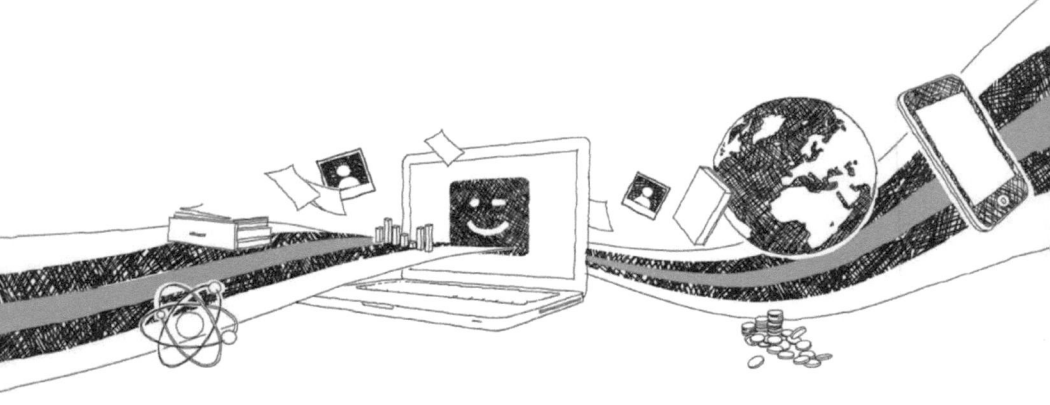
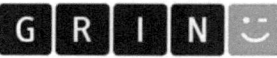